Bonne Nourriture, Bonne Humeur:

"Découvrir comment la bonne nourriture affecte votre humeur"

Alina Peyton

Contenu

Introduction:

Dans notre monde ultramoderne et en évolution rapide, où le stress et l'anxiété sont devenus des compagnons trop familiers, l'importance du maintien d'une bonne santé interne ne peut être exagérée. Bien que les remèdes, les médicaments et les méthodes d'aide aux tons colorés aient gagné en importance pour répondre au bien-être interne, il existe un facteur souvent négligé qui joue un rôle essentiel dans la formation de l'alimentation de nos pays émotionnels. Oui, la véritable nourriture qui dynamise notre corps a également un impact profond sur notre humeur et nos sentiments.

Le lien entre ce que nous mangeons et ce que nous ressentons intrigue les scientifiques, les nutritionnistes et les amateurs de santé depuis des siècles. Hippocrate, l'ancien courbin grec souvent considéré comme le « Père de la médecine », a écrit sur une pancarte célèbre : « Que la nourriture soit ta drogue et que la drogue soit ta nourriture ». Ses paroles faisaient écho à une compréhension selon laquelle la nourriture que nous consommons n'est pas simplement un moyen d'apaiser notre faim ; c'est une puissante source de nourriture pour notre corps et notre esprit.

Cette conception a suscité un regain d'attention ces derniers temps, alors que les recherches dans les domaines de la nutrition et de la psychologie ont approfondi la relation complexe entre l'alimentation et la santé interne. Ce n'est un secret pour personne, certains aliments peuvent nous laisser apathiques et pervers, tandis que d'autres procurent une sensation de vitalité et de plaisir. Mais quels sont les mécanismes à l'origine de ces biens, et comment pouvons-nous exploiter le pouvoir de la bonne nourriture pour améliorer notre humeur et promouvoir le bien-être émotionnel ?

Dans cette étude complète, nous nous embarquons dans un voyage pour démêler les mystifications sur la façon dont nos choix salutaires impactent nos pays émotionnels. Nous explorerons la sagesse qui se cache derrière ce lien, en examinant le rôle des neurotransmetteurs, des hormones et d'autres processus biochimiques qui relient la nourriture que nous mangeons à nos sautes d'humeur et à notre santé interne.

Mais notre quête s'étend au-delà du domaine de la recherche scientifique. Nous explorerons également les aspects artistiques et cérébraux de la nourriture, en soulignant comment l'acte de manger est fréquemment lié à nos gestes émotionnels. De l'étreinte réconfortante d'un colisée chaud de brume lors d'une froide journée de repos à la joie festive de participer à un gâchis avec des os aimés, la nourriture est profondément ancrée dans notre ombre émotionnelle.

Tout au long de ce voyage, nous découvrirons les secrets des aliments traditionnellement salués comme des « stimulants de l'humeur » et de ceux qui peuvent contribuer aux passions d'anxiété et de dépression. Nous donnerons une vision pratique de l'élaboration d'un régime alimentaire qui favorise un bien-être interne optimal et partagerons des conseils sur la façon de faire des choix alimentaires éclairés dans un monde rempli d'options tentantes mais potentiellement dangereuses.

Nous soulignerons également l'importance des approches personnalisées en matière de nutrition, en soulignant que ce qui fonctionne le mieux pour une personne peut ne pas l'être pour une autre. Chacun de nous est unique, et nos besoins salutaires et nos réponses à la nourriture sont inversement différentes. Comprendre cette variabilité est essentiel pour acclimater nos régimes alimentaires afin de promouvoir des pays émotionnels positifs.

Alors que nous nous lançons dans cette discussion sur le lien profond entre la nourriture et l'humeur, notre objectif est clair de vous donner des connaissances qui vous permettront de faire des choix éclairés sur ce que vous mangez, menant éventuellement à une vie plus heureuse et plus saine. À la fin de ce voyage, vous comprendrez mieux à quel point une bonne alimentation peut jouer un rôle important dans la gestion du stress, de l'anxiété et des maladies de l'humeur.

Alors rejoignez-nous dans ce passage d'information alors que nous découvrons la sagesse, la culture et la psychologie derrière l'interaction fascinante entre ce qu'il y a dans notre assiette et ce que nous ressentons. Il est temps de découvrir à quel point la bonne nourriture affecte réellement votre humeur et d'ouvrir la possibilité d'une vie plus joyeuse et émotionnellement équilibrée.

1:
La science derrière l'alimentation et l'humeur

Introduction:

La nourriture n'est pas seulement une source de nourriture ; c'est également un influenceur important sur notre humeur et nos sentiments. Le lien entre ce que nous mangeons et ce que nous ressentons est un sujet de séduction depuis des siècles. Ces derniers temps, l'exploration scientifique a mis en lumière la relation complexe entre l'alimentation et l'humeur, révélant que les aliments que nous consommons peuvent avoir un impact profond sur notre bien-être émotionnel. Ce contenu explore la sagesse derrière l'alimentation et l'humeur, en examinant les mécanismes physiologiques et cérébraux qui maintiennent ce lien et les implications pour notre santé et notre bonheur en général.

Influences nutritives sur l'humeur :

Notre corps est un système biochimique complexe et les nutriments que nous tirons de la nourriture jouent un rôle essentiel dans le maintien de l'équilibre au sein de ce système. Plusieurs nutriments essentiels ont été associés à un impact significatif sur l'humeur.

1. *Acides adipeux oméga-3 :*

Ces graisses essentielles présentes dans les poissons adipeux, les graines de lin et les noix sont vitales pour la santé du cerveau. La recherche suggère que les acides adipeux oméga-3 peuvent réduire les symptômes de
dépression et anxiété en favorisant le produit de neurotransmetteurs comme la sérotonine et la dopamine.

2. *Vitamines et minéraux :*

Les carences en vitamines et minéraux, comme la vitamine D, les vitamines B et le magnésium, ont été associées aux maladies de l'humeur. Ces nutriments sont impliqués dans des processus biochimiques colorés, notamment la fusion des neurotransmetteurs, qui affectent la régulation de l'humeur.

3. *Protéines :*

Les acides aminés, les éléments structurels des protéines, sont nécessaires à la production des neurotransmetteurs. Consommer des aliments riches en protéines peut aider à stabiliser l'humeur et à réduire les passions perverses.

4. *Glucides :*

Les glucides, en particulier les glucides complexes comme les grains entiers, favorisent la libération de sérotonine dans le cerveau. Ce neurotransmetteur de « bien-être » est associé à une meilleure humeur et à une réduction du stress.

5. *Probiotiques :*

La connexion intestin-cerveau est un domaine d'exploration fascinant. Les aliments riches en probiotiques comme le yaourt et le kéfir peuvent avoir un impact positif sur l'humeur en maintenant un équilibre sain de bactéries intestinales, qui communiquent avec le cerveau via l'axe intestin-cerveau.

La connexion intestin-cerveau :

La connexion intestin-cerveau est un système de communication bidirectionnel entre le tractus gastro-intestinal et le système nerveux central. Les recherches récentes ont montré que la composition du microbiome intestinal, la communauté de micro-organismes vivant dans notre tube digestif, peut avoir un impact sur notre humeur et notre geste. Ce lien met en évidence l'importance de maintenir un intestin sain grâce à un régime alimentaire et à des probiotiques pour favoriser le bien-être interne.

Lorsque nous consommons certains aliments, notamment ceux riches en fibres et en prébiotiques, nous nourrissons des bactéries intestinales salutaires. Ces bactéries peuvent également produire des composites ayant un impact direct sur le cerveau. À titre d'illustration, certaines bactéries intestinales produisent des acides adipeux à chaîne courte (AGCC), qui réduisent l'inflammation dans le cerveau et favorisent la croissance de nouveaux neurones, améliorant potentiellement l'humeur et la fonction cognitive.

À l'inverse, un microbiome intestinal déséquilibré, souvent dû à une alimentation riche en aliments réutilisés et en sucre, a été associé à un risque accru de maladies de l'humeur telles que la dépression et l'anxiété. Cela met en évidence l'importance des choix salutaires pour maintenir un intestin sain et, par extension, une humeur positive.

Le rôle de l'inflammation :

L'inflammation chronique a été associée à de nombreuses maladies de l'humeur. Certains aliments, comme ceux riches en sucres raffinés et en graisses imprégnées, peuvent favoriser l'inflammation dans le corps. L'inflammation peut perturber l'équilibre des neurotransmetteurs dans le cerveau et vicier le fonctionnement des régions cérébrales responsables de la régulation de l'humeur.

À l'inverse, un régime anti-inflammatoire riche en fruits, légumes, grains entiers et acides adipeux oméga-3 peut aider à réduire l'inflammation et à favoriser une meilleure humeur. Ces aliments regorgent d'antioxydants et de composés phytochimiques qui combattent le stress oxydatif et favorisent la santé globale du cerveau.

Aspects psychologiques de l'alimentation et de l'humeur :

La relation entre la nourriture et l'humeur n'est pas uniquement une question de physiologie. Les facteurs cérébraux jouent également un rôle important dans la façon dont nous percevons la nourriture et son impact sur nos sentiments.

1. *Manger émotionnellement*:

De nombreuses personnes se tournent vers des aliments réconfortants lorsqu'elles se sentent déprimées ou stressées. Ces aliments sont souvent riches en sucre et en graisses, ce qui améliore temporairement l'humeur. néanmoins, cela peut conduire à un cycle d'alimentation émotionnelle et de prise de poids, affectant éventuellement l'humeur et l'estime de soi à long terme.

2. _Influences culturelles et sociales :_

Notre parcours artistique et notre terrain social impactent nos choix alimentaires et nos habitudes alimentaires. participer à un gâchis avec des os aimés
peut renforcer les passions de bonheur et de connectivité, tandis que les traditions artistiques associent fréquemment des aliments spécifiques à des gestes émotionnels.

3. _Manger en pleine conscience :_

Répéter une alimentation consciente implique de prêter une attention particulière à l'expérience sensible de l'alimentation. Cela peut conduire à une moindre appréciation de la nourriture et à une relation plus équilibrée avec l'alimentation, améliorant potentiellement le bien-être émotionnel global.

Conclusion:

La sagesse derrière l'alimentation et l'humeur est un domaine complexe et évolutif. Cela souligne l'idée que ce que nous mangeons est important non seulement pour notre santé physique mais aussi pour notre bien-être émotionnel. En faisant des choix salutaires et éclairés qui privilégient les aliments riches en nutriments, un microbiome intestinal sain et des options anti-inflammatoires, nous pouvons avoir un impact positif sur notre humeur et réduire la menace de maladies de l'humeur. De plus, comprendre les aspects cérébraux de l'alimentation et de l'humeur peut permettre aux individus de développer des habitudes alimentaires plus saines et une relation plus positive avec la nourriture. Finalement, la sagesse de l'alimentation et de l'humeur nous rappelle que le chemin vers le bien-être émotionnel peut commencer dans nos assiettes.

2 :
Comment la malbouffe affecte l'humeur

Introduction:

Dans un monde ultramoderne au rythme effréné, la malbouffe est devenue omniprésente dans notre vie quotidienne. C'est accessible, délicieux et souvent abordable. Pourtant, ce que nous ne prenons pas toujours en compte, c'est l'impact de la consommation de malbouffe sur notre humeur. Au-delà de ses bienfaits sur la santé physique, le lien entre la malbouffe et l'humeur est un sujet complexe et fascinant. Ce contenu explorera les façons colorées dont la malbouffe affecte notre humeur, en explorant à la fois les conséquences à court et à long terme.

1. *La délectation instantanée et la poussée de dopamine :*

L'un des effets immédiats de la malbouffe sur notre humeur est le plaisir instantané qu'elle procure. La malbouffe est considérée comme étant largement savoureuse, remplie de sucre, de tampons et de graisses malsaines. Lorsque nous mangeons ces aliments, notre cerveau reçoit une augmentation de dopamine, souvent
considéré comme le neurotransmetteur du« bien-être». Cette augmentation de dopamine entraîne une amélioration temporaire de l'humeur, nous rendant plus heureux et satisfaits.

Cependant, cette amélioration instantanée de l'humeur s'accompagne d'un coup dur. Au fil du temps, le cerveau peut développer une tolérance à ces poussées de dopamine, ce qui conduit à un besoin de manger davantage de malbouffe pour atteindre la même position de satisfaction. Cela ouvre la voie à un cycle implicite de gorges profondes, qui peut avoir un impact négatif sur l'humeur à long terme.

2. *Les montagnes russes du sucre :*

La teneur élevée en sucre de la malbouffe, en particulier des toniques, des délices et des afters, peut conduire à ce que l'on appelle généralement les « montagnes russes du sucre comber ». Lorsque nous consommons des aliments collants, notre glycémie augmente rapidement, fournissant une explosion d'énergie et une amélioration temporaire de notre humeur. Pourtant, cela est souvent suivi d'une chute brutale de la glycémie, nous laissant fatigués, pervers et même anxieux.

Le changement constant de la situation glycémique dû à la consommation fréquente de malbouffe collante peut produire un cycle de sautes d'humeur. Ces sautes d'humeur peuvent être particulièrement visibles chez les enfants, qui sont plus sensibles aux produits sucrés. Au fil du temps, ce schéma de glycémie instable peut contribuer aux maladies de l'humeur habituelles et à une menace accrue de maladies telles que la dépression et l'anxiété.

3. *Inflammation et connexion intestin-cerveau :*

Des recherches récentes ont mis en lumière la relation complexe entre l'intestin et le cerveau, souvent appelée « l'axe intestin-cerveau ». La malbouffe, généralement riche en composants réutilisés et pauvre en fibres, peut perturber l'équilibre des bactéries intestinales et favoriser l'inflammation du système digestif.

Cette inflammation affecte non seulement notre santé physique mais a également un impact profond sur notre humeur. Des études ont montré que les individus souffrant d'inflammation habituelle sont plus susceptibles de présenter des symptômes de dépression et d'anxiété. La connexion intestin-cerveau suggère que les aliments que nous mangeons peuvent avoir un impact surprenant sur notre bien-être émotionnel.

4. *Pénuries de nutriments et santé mentale :*

La malbouffe est connue pour être pauvre en nutriments tout en étant riche en calories. Lorsque nous consommons régulièrement ces aliments, nous privons notre corps et notre intelligence de nutriments essentiels à la santé interne. Par exemple, une alimentation riche en malbouffe peut entraîner des carences en vitamines comme les vitamines B, le zinc et les acides adipeux oméga-3, qui jouent tous un rôle essentiel dans la régulation de l'humeur.

Les pénuries de ces nutriments ont été associées à une menace accrue de maladies de l'humeur. Par exemple, des niveaux faibles de vitamine D sont associés à un risque avancé de dépression, tandis que les acides adipeux oméga-3 sont connus pour leurs propriétés anti-inflammatoires et leur capacité à pallier les symptômes d'anxiété et de dépression.

5. *Le cercle vicieux de l'alimentation émotionnelle :*

L'alimentation émotionnelle est un miracle où les individus se tournent vers la nourriture, souvent de la malbouffe, comme moyen de gérer le stress, la tristesse ou l'ennui. Le réconfort immédiat apporté par ces aliments peut en effet permettre d'échapper temporairement aux sentiments négatifs. Pourtant, cela conduit souvent à la culpabilité, à la honte et à une détérioration de l'humeur une fois que la satisfaction initiale s'est dissipée.

Cela crée un cercle vicieux, dans lequel les individualités comptent constamment sur la malbouffe pour réguler leurs sentiments, immortalisant ainsi le lien entre habitudes alimentaires malsaines et humeurs négatives. Briser ce cycle peut être épuisant, car cela nécessite de trouver des moyens plus sains de gérer les facteurs de stress émotionnel.

6. *Conséquences à long terme sur la santé mentale :*

Même si les bienfaits immédiats de la malbouffe sur l'humeur sont bien prouvés, il est essentiel de considérer les conséquences à long terme sur la santé interne. Une alimentation riche en malbouffe est associée à un risque accru de développer des maladies internes telles que la dépression et l'anxiété. Les mécanismes à l'origine de cette connexion sont complexes et impliquent l'inflammation, la pénurie de nutriments et l'axe intestin-cerveau.

De même, une alimentation riche en malbouffe est fréquemment liée à la rondeur, qui est un facteur de menace connu pour les maladies de l'humeur. Le risque cérébral de rondeur, y compris les problèmes d'image corporelle et le mépris sociétal, peut contribuer aux passions de dépression et d'anxiété.

Conclusion:

La relation entre la malbouffe et l'humeur est multiple et profonde. Si le plaisir immédiat de savourer ces aliments peut améliorer temporairement l'humeur, les conséquences à long terme sur la santé interne sont importantes. Des poussées de dopamine aux montagnes russes de sucre, en passant par la connexion intestin-cerveau avec les pénuries de nutriments et le cercle vicieux de l'alimentation émotionnelle, la malbouffe

la nourriture laisse une empreinte durable sur notre bien-être émotionnel.

Se rendre compte de l'impact de la malbouffe sur l'humeur est la première étape vers des choix plus sains. Il est essentiel de donner la priorité à une alimentation équilibrée, riche en nutriments qui soutiennent la santé interne tout en limitant la consommation d'aliments réutilisés et collants. Ce faisant, nous pouvons non seulement améliorer notre santé physique, mais également préserver notre bien-être émotionnel à long terme.

3 :
Explorer la connexion intestin-cerveau

Le corps humain est un système complexe dans lequel des organes et des systèmes colorés travaillent en harmonie pour maintenir la santé et le bien-être. L'une des connexions les plus intéressantes et les plus complexes du corps est celle entre l'intestin et le cerveau. Cette connexion, souvent appelée « axe intestin-cerveau », joue un rôle central dans la régulation non seulement de notre santé physique, mais également de notre bien-être interne et émotionnel. Dans ce contenu, nous pénétrerons dans le monde fascinant de la connexion intestin-cerveau, en explorant ses mécanismes, sa signification et le champ d'exploration émergent qui continue de dévoiler ses secrets.

L'intestin, plus qu'une simple digestion :

Traditionnellement, l'intestin est principalement associé à la digestion et

immersion des nutriments provenant des aliments que nous consommons. Il s'agit en effet d'un système remarquable, doté d'organes colorés semblables à l'estomac, à l'intestin grêle et au côlon, qui travaillent en communauté pour décomposer des particules alimentaires complexes en formes plus simples que notre corps peut utiliser pour son énergie et sa croissance. Pourtant, ces derniers temps, des découvertes scientifiques ont éclairé la partie multiforme de l'intestin au-delà de la digestion.

L'une des découvertes les plus étonnantes est que l'intestin abrite un écosystème complexe de milliards de micro-organismes, également connu sous le nom de microbiote intestinal. Ces micro-organismes comprennent des bactéries, des contagions, des champignons et d'autres microbes, et forment une communauté dynamique qui interagit avec notre corps de multiples façons. La composition et la diversité de ce microbiote ont un impact profond sur notre santé, les expérimentateurs découvrant des liens entre le microbiote intestinal et des pathologies allant de la rondeur aux maladies auto-immunes.

Le cerveau au-delà des réseaux de neurones :

Bien que le cerveau soit le centre de nos études, de nos sentiments et de nos connaissances, il n'est pas une réalité isolée au sein de notre corps. Il reçoit un apport constant de sources colorées, et l'un des contributeurs les plus influents est l'intestin. La communication entre l'intestin et le cerveau est bidirectionnelle et s'effectue par de multiples voies, les caprices vagues et les messagers chimiques comme les neurotransmetteurs et les hormones jouant des rôles vitaux.

L'un des principaux moyens par lesquels l'intestin influence le cerveau est le produit de neurotransmetteurs similaires à la sérotonine. La sérotonine, souvent considérée comme le neurotransmetteur du « bien-être », joue un rôle essentiel dans la régulation de l'humeur, et une partie importante de celle-ci est produite dans l'intestin. Cela met en évidence l'impact profond que la santé intestinale peut avoir sur le bien-être émotionnel et sur des conditions telles que la dépression et l'anxiété.

L'axe intestin-cerveau : une voie à double sens :

L'axe intestin-cerveau est un réseau dynamique qui facilite une communication constante entre l'intestin et le cerveau. Ce commerce va au-delà de la régulation de l'humeur et s'étend aux aspects colorés de notre santé. À titre d'illustration, les recherches récentes ont montré que le microbiote intestinal peut avoir un impact sur notre système vulnérable, notre métabolisme et même nos fonctions cognitives.

Un domaine d'étude fascinant sur la connexion intestin-cerveau est son rôle dans les maladies neurodégénératives telles que la maladie d'Alzheimer et la maladie de Parkinson. Les expérimentateurs ont découvert que des changements dans la composition du microbiote intestinal peuvent affecter la progression de ces affections, ouvrant la voie à de nouvelles approches thérapeutiques ciblant l'intestin pour traiter les maladies liées au cerveau.

Le rôle de l'alimentation et du mode de vie :

En comprenant la connexion intestin-cerveau, il devient évident que nos choix de vie, en particulier notre alimentation, jouent un rôle important. La nourriture que nous consommons nourrit non seulement notre corps, mais aussi les milliards de micro-organismes présents dans nos intestins. Une alimentation riche en fibres, en prébiotiques et en probiotiques peut favoriser un microbiote intestinal sain, ce qui, à son tour, profite à la santé de notre cerveau.

À l'inverse, une alimentation riche en aliments réutilisés, en sucre et en graisses imprégnées peut perturber l'équilibre délicat du microbiote intestinal, entraînant potentiellement une inflammation et une menace accrue de maladies neurologiques. Cela souligne l'importance d'une alimentation consciente et de choix salutaires pour maintenir un axe intestin-cerveau harmonieux.

L'avenir de l'exploration intestinale et cérébrale :

L'étude de la connexion intestin-cerveau en est encore à son stade immaturité et il reste encore beaucoup à découvrir. À mesure que notre compréhension de cette relation complexe s'approfondit, elle ouvre des possibilités initiatrices pour de nouveaux traitements et interventions. Par exemple, le développement de probiotiques acclimatés pour traiter des problèmes de santé internes spécifiques est un domaine d'exploration en plein essor.

En outre, les médicaments individualisés pourraient bientôt inclure des évaluations de la composition du microbiote intestinal d'un individu existant afin d'élaborer des traitements et des interventions qui optimisent à la fois la santé physique et interne. La possibilité d'exploiter l'axe intestin-cerveau à des fins curatives constitue une frontière qui constitue un gage pour l'avenir de la médecine.

Conclusion:

En conclusion, la connexion intestin-cerveau est un domaine d'étude remarquable et en évolution qui suscite des contre-accusations de grande envergure concernant notre santé et notre bien-être. Il met en évidence l'interaction complexe entre notre intestin, le microbiote qu'il abrite et notre cerveau. Cette connexion influence non seulement notre santé physique mais aussi nos états internes et émotionnels. Alors que nous continuons à démêler les mystifications de l'axe intestin-cerveau, il devient de moins en moins clair que nourrir notre santé intestinale par le biais d'un régime alimentaire et de choix de vie est essentiel pour une bonne santé globale. L'éventualité de traitements curatifs et d'interventions révolutionnaires ciblant la connexion intestin-cerveau souligne l'importance de l'exploration en cours dans ce domaine. À mesure que nous avançons, notre compréhension de la connexion intestin-cerveau continuera à s'élargir,

4 : Petits-déjeuners qui remontent le moral : bien commencer la journée

Le réveil sonne et vous ouvrez les yeux, groggy, sur un nouveau jour. Alors que vous enlevez les couvertures et que vous balancez vos pieds par-dessus le bord du lit, une pensée occupe votre esprit : le petit-déjeuner. C'est le repas qui démarre votre journée et, s'il est bien préparé, il peut donner le ton pour une journée positive et productive à venir. Dans ce contenu, nous explorerons l'importance du petit-déjeuner pour votre humeur et partagerons quelques délicieuses idées de petit-déjeuner qui améliorent votre humeur et qui vous feront attendre avec impatience vos matinées.

La connexion avec l'ambiance du petit-déjeuner :

Avez-vous déjà remarqué à quel point votre humeur peut varier considérablement en fonction de ce que vous mangez au petit-déjeuner ? Le petit-déjeuner ne consiste pas seulement à remplir votre estomac ; il s'agit de nourrir votre corps et votre esprit. Ce que vous choisissez de manger peut avoir un impact profond sur votre humeur et votre niveau d'énergie tout au long de la journée.

Les montagnes russes de la glycémie :

Imaginez ceci : vous vous réveillez et plongez directement dans une céréale sucrée ou une pâtisserie. Votre glycémie augmente, vous donnant un regain d'énergie, mais cela ne dure pas longtemps. Bientôt, vous vous effondrez, vous sentant irritable et fatigué. Ces montagnes russes de taux de sucre dans le sang peuvent perturber votre humeur. Pour éviter cela, optez pour des petits-déjeuners équilibrés comprenant des glucides complexes, des protéines et des graisses saines.

La connexion sérotonine :

La sérotonine, souvent appelée neurotransmetteur du « bien-être », joue un rôle crucial dans la régulation de l'humeur. Pour produire de la sérotonine, votre corps a besoin de tryptophane, un acide aminé. Incorporer des aliments riches en tryptophane à votre petit-déjeuner peut aider à améliorer votre humeur. Pensez aux aliments comme la dinde, les œufs, les noix et les graines.

L'importance des nutriments :

Le petit-déjeuner est l'occasion de faire le plein de nutriments essentiels. Les carences nutritionnelles peuvent contribuer aux troubles de l'humeur et aux faibles niveaux d'énergie. Un petit-déjeuner riche en vitamines, minéraux et antioxydants peut donner un ton positif à votre journée. Pensez à inclure des fruits, des légumes et des grains entiers dans votre repas du matin.

Idées de petit-déjeuner qui remontent le moral :

Maintenant que nous comprenons le lien entre le petit-déjeuner et l'humeur, passons à quelques idées de petit-déjeuner alléchantes qui vous laisseront heureux et plein d'énergie.

1. *Smoothie au soleil :*

Commencez votre journée avec un éclat de soleil en mélangeant des oranges, des bananes, du yaourt grec et une poignée d'épinards. La vitamine C des oranges et le folate des épinards vous donneront une bonne humeur instantanée, tandis que les protéines contenues dans le yaourt vous rassasieront jusqu'au déjeuner.

2. *Toast à l'avocat et œufs pochés :*

Les toasts à l'avocat sont un classique du petit-déjeuner pour une bonne raison. Les graisses saines contenues dans l'avocat fournissent une énergie soutenue, tandis que les œufs pochés offrent une dose de protéines. Complétez-le avec une pincée de flocons de piment rouge pour un coup de pouce supplémentaire qui améliore votre humeur.

3. _Gruau de nuit :_

Préparez la veille un pot de flocons d'avoine en mélangeant des flocons d'avoine avec du lait d'amande, des graines de chia et vos fruits préférés. L'avoine est une excellente source de fibres et peut aider à stabiliser votre glycémie, vous gardant ainsi de bonne humeur tout au long de la matinée.

4. _Sandwich au beurre de noix et à la banane :_

Étalez du beurre d'amande ou de cacahuète sur du pain complet et ajoutez des tranches de banane. Ce petit-déjeuner simple mais satisfaisant combine des protéines, des graisses saines et les propriétés améliorant l'humeur des bananes, riches en tryptophane et en vitamine B6.

5. *<u>Omelette végétarienne :</u>*

Battez des œufs, faites sauter vos légumes préférés et créez une omelette moelleuse. La combinaison des protéines des œufs et des vitamines et minéraux des légumes vous offrira un début de journée riche en nutriments.

6. *<u>Pouding aux graines de chia :</u>*

Les graines de chia sont une source nutritionnelle riche en acides gras oméga-3, en fibres et en protéines. Mélangez les graines de chia avec du lait de coco et une touche de miel, puis laissez-les tremper toute la nuit. Garnissez de baies fraîches pour un petit-déjeuner savoureux et stimulant.

7. *<u>Parfait au yaourt grec :</u>*

Superposez du yaourt grec avec du granola et une variété de fruits frais comme des fraises, des myrtilles et du kiwi. Ce parfait est non seulement beau, mais fournit également des probiotiques provenant du yaourt et une dose d'antioxydants provenant des fruits.

Conclusion:

Le petit-déjeuner est l'occasion de nourrir votre corps et de donner un ton positif à la journée. En choisissant des options de petit-déjeuner qui améliorent votre humeur et qui fournissent un équilibre de nutriments, vous pouvez améliorer votre humeur, augmenter votre niveau d'énergie et aborder votre journée avec une perspective plus lumineuse.

N'oubliez pas que ce qui vous convient le mieux peut varier, alors n'hésitez pas à expérimenter différentes combinaisons de petit-déjeuner jusqu'à ce que vous trouviez ce qui vous permet de vous sentir mieux. Commencer votre journée avec le sourire aux lèvres commence par un choix réfléchi de votre petit-déjeuner. Alors, profitez du pouvoir d'un petit-déjeuner qui améliore votre humeur et savourez les bienfaits qu'il apporte à vos matins et au-delà.

5 :
Des déjeuners riches en nutriments pour une productivité améliorée

Dans le monde en évolution rapide dans lequel nous vivons, la productivité est une particularité largement recherchée. Que vous soyez entrepreneur, étudiant ou professionnel, la capacité de rester concentré et de performer à votre guise est essentielle. Si de nombreux facteurs contribuent à la productivité, un aspect souvent négligé est celui de la nutrition, notamment lorsqu'il s'agit du repas de midi.

L'heure du déjeuner est un moment critique de votre journée. C'est le moment où votre corps a besoin de perte et d'énergie pour passer les heures restantes de travail ou d'études. Ce que vous choisissez de manger pour le déjeuner peut avoir un impact significatif sur vos performances, votre humeur et votre bien-être général. Dans ce contenu, nous explorerons la conception de déjeuners riches en nutriments et comment ils peuvent jouer un rôle essentiel dans l'amélioration de la productivité.

Le pouvoir des déjeuners riches en nutriments :

Les déjeuners riches en nutriments sont des reflets qui fournissent à votre corps les vitamines, minéraux et macronutriments essentiels dont il a besoin pour un fonctionnement optimal. Ces déjeuners sont équilibrés, nourrissants et conçus pour maintenir vos situations énergétiques tout au long de l'automne. Plongeons dans les rudiments cruciaux qui font des déjeuners riches en nutriments un facteur déterminant pour la productivité.

1. Macronutriments équilibrés :

Un déjeuner riche en nutriments doit comprendre un équilibre de glucides, de protéines et de graisses saines. Les glucides fournissent une énergie rapide, les protéines soutiennent la forme et la croissance musculaire, et les graisses saines contribuent à la malnutrition et à la fonction cognitive. En incorporant les trois macronutriments à votre déjeuner, vous vous sentirez plus satisfait et maintiendrez des situations énergétiques stables.

Envisagez des options comme une salade de quinoa avec pois chiches et avocat, un serape funk grillé avec paleron de grains entiers ou un colisée de riz brun avec saumon et légumes fumés.

2. _Vitamines et minéraux :_

Les vitamines et les minéraux sont essentiels au bon fonctionnement de la chair, notamment à la santé du cerveau et au soutien des personnes vulnérables. Concluez pour une gamme variée de fruits et de légumes dans votre déjeuner afin de vous assurer d'obtenir une large gamme de micronutriments. Les épinards, le chou frisé, les poivrons, les baies et les agrumes sont d'excellents choix.

3. *Fibre pour une énergie durable :*

Les aliments riches en fibres comme les grains entiers, les légumineuses et les légumes peuvent aider à maintenir une glycémie stable, évitant ainsi les chutes d'énergie en automne. Incorporez des aliments comme le quinoa, les lentilles et le brocoli dans vos repas pour augmenter l'apport en fibres.

4. *L'hydratation est importante :*

La déshumidification peut entraîner de la fatigue et une réduction des fonctions cognitives. Préparez votre déjeuner riche en nutriments avec un verre d'eau ou une tisane pour rester arrosé. Évitez les boissons collantes excessives ou la caféine, car elles peuvent entraîner des harpons énergétiques et des accidents.

Idées de déjeuners riches en nutriments :

Maintenant que nous comprenons l'importance des déjeuners riches en nutriments, explorons quelques idées pratiques pour augmenter votre productivité.

1. *Bol méditerranéen :*

-Ingrédients:
-quinoa
-Funk ou pois chiches grillés pour un
 option soumise
-Concombre, tomates cerises et rouge
 oignon
-olives Kalamata
-Déchets de feta
-Sauce tzatziki

2. *Wrap végétarien :*

-Ingrédients:
-Sérape à grains entiers
-Hoummous
- Avocat tranché
-Flore mixte
-Poivrons tranchés, carottes et
 concombre
-Choux

3. *Saumon et asperges :*

- Ingrédients:
-Filet de saumon au four

- Asperges cuites à la vapeur
-Quinoa ou riz brun
- Sauce citron-aneth

4. _Salade de quinoa :_

- **Ingrédients:**
-Quinoa cuit
- Mangues coupées en cubes
-Poivron rouge coupé en dés
-Sève noire
-Coriandre hachée
-Vinaigrette au citron vert

5. _Bol de patates douces et de haricots noirs :_

- **Ingrédients:**
-Cellules de patate douce rôties
- Sève noire cuite
-Épinards ou chou frisé sautés
-Avocat tranché
-salsa

Ces idées de déjeuner intègrent les principes de repas riches en nutriments, vous fournissant l'énergie et les nutriments dont vous avez besoin pour une moitié de journée alternative.

Planifier à l'avance des déjeuners riches en nutriments :

L'un des défis liés au maintien d'une routine de déjeuner riche en nutriments est la nécessité de planifier et de prendre des médicaments. Voici ensuite quelques conseils pour vous faciliter la tâche

1. *Préparation des repas hebdomadaires :*

Prévoyez du temps chaque semaine pour planifier et préparer vos déjeuners. Vous pouvez cuire des céréales, des protéines et des légumes rissolés à l'avance, ce qui permet de préparer rapidement et facilement vos réflexions au cours de la semaine.

2. *Contrôle des portions :*

Soyez conscient de la taille des portions pour éviter la gourmandise. Investissez dans des supports applicables qui vous permettent de répartir vos réflexions pour la semaine.

3. <u>*Grignotez judicieusement :*</u>

Incluez des collations saines comme des noix, du yaourt ou des fruits pour maintenir votre situation énergétique stable entre les repas. Évitez les tentations des machines.

4. <u>*Écoutez votre corps :*</u>

Faites attention aux signaux de faim de votre corps. Mangez jusqu'à ce que vous soyez rassasié, pas excessivement rassasié.

5. <u>*Expérimentez et appréciez :*</u>

Ne soyez pas hystérique à l'idée d'essayer de nouvelles modes et saveurs. Manger doit être une expérience agréable, alors explorez différentes cuisines et constituants.

Conclusion:

Intégrer des déjeuners riches en nutriments à votre routine quotidienne peut avoir un impact profond sur votre productivité et votre bien-être général. En fournissant à votre corps les nutriments essentiels dont il a besoin, vous serez mieux équipé pour rester concentré, énergique et motivé tout au long de la journée. Alors, prenez le temps de planifier et de préparer des déjeuners nutritionnels et regardez votre productivité monter en flèche. Votre corps et votre esprit vous remercieront.

6 :
Alimentation durable et bienfaits à long terme sur l'humeur

Introduction:

Dans le monde d'aujourd'hui, les choix que nous faisons concernant ce que nous mangeons ont des conséquences considérables, non seulement sur notre santé mais aussi sur celle de la planète. L'alimentation durable est une approche salutaire qui cherche à équilibrer les exigences de l'individu avec celles du terrain. Ce chapitre explore la conception de l'alimentation durable et ses bienfaits implicites à long terme sur l'humeur.

Le lien entre alimentation et humeur : La recherche a montré un lien étroit entre l'alimentation et l'humeur. Une alimentation riche en fruits, légumes, grains entiers et protéines de rechange a été associée à un meilleur bien-être interne. D'un autre côté, les régimes alimentaires riches en aliments réutilisés, en sucre et en graisses malsaines peuvent contribuer à des maladies de l'humeur telles que la dépression et l'anxiété.

Définition de l'alimentation durable : L'alimentation durable est une approche de la consommation alimentaire qui prend en compte les aspects environnementaux, sociaux et éthiques des produits alimentaires et de leur consommation. Il met l'accent sur le choix d'aliments ayant un moindre impact sur le terrain et sur le soutien de systèmes alimentaires éthiques et indifférents.

Éléments clés d'une alimentation durable :

1. *Accent sur les plantes :*

Réduire la consommation de viande et incorporer davantage d'aliments broyés en usine dans l'alimentation osseuse peut réduire l'empreinte carbone des produits alimentaires.

2. *Aliments d'origine locale :*

L'achat d'aliments d'origine locale soutient l'élevage d'origine, réduit les émigrations liées au transport et encourage les pratiques d'élevage durables.

3. *Manger de saison :*

Choisir des aliments de saison réduit l'énergie et les économies nécessaires pour obtenir un rendement hors saison.

4. *Minimiser le gaspillage alimentaire :*

Réduire le gaspillage alimentaire grâce à une meilleure planification des mess et à de meilleures pratiques d'entreposage est un aspect essentiel de la durabilité.

5. *Choix alimentaires éthiques :*

La prise en compte de pratiques de travail équitables et d'un traitement éthique des créatures est essentielle pour une alimentation durable.

Avantages pour l'humeur d'une alimentation durable :

1. *Régime riche en nutriments :*

Une alimentation durable encourage une alimentation riche en nutriments, qui peuvent soutenir une fonction cérébrale optimale et une régulation de l'humeur.

2. *Acides adipeux oméga-3 :*

Les régimes alimentaires mettant l'accent sur les fruits de mer durables et les sources d'acides adipeux oméga-3 d'origine industrielle peuvent aider à réduire l'inflammation du cerveau, améliorant potentiellement l'humeur.

3. *Toxines réduites :*

Choisir des aliments biologiques et produits de manière durable peut minimiser l'exposition aux fongicides et aux produits chimiques qui peuvent avoir un impact négatif sur l'humeur.

4. Manger en pleine conscience :

Les principes d'une alimentation durable s'alignent souvent sur des pratiques alimentaires conscientes, qui peuvent améliorer le bien-être interne global.

Conclusion:

L'alimentation durable n'est pas un style ou une tendance passagère. C'est une sagesse intemporelle transmise de génération en génération. C'est une moralité qui harmonise nos exigences individuelles avec celles de la communauté mondiale, humaine et non humaine. Cela témoigne de notre capacité à faire des choix qui non seulement nous soutiennent dans le présent, mais sèment les graines d'un avenir plus sain et plus heureux.

Alors, la prochaine fois que vous vous asseyez devant un désordre, que ce soit un moment de réflexion et de festivité. Chaque bouchée peut être une protestation de votre engagement en faveur d'une réalité durable et joyeuse, où la nourriture dans votre assiette est un symbole de votre lien durable avec le monde et de la source de bonheur qui peut en découler.

Dans la grande symphonie de la vie, l'alimentation durable est la note harmonieuse qui résonne en nous et au-delà, créant un air magnifique qui chante le palliatif, la santé et le bonheur.

7:
Manger pour avoir de l'énergie : la vitalité grâce aux choix alimentaires

Dans notre monde en évolution rapide, l'énergie est une denrée précieuse. Que vous soyez un professionnel occupé, un parent aux prises avec de multiples responsabilités ou que vous essayiez simplement de tirer le meilleur parti de chaque journée, disposer de suffisamment d'énergie est essentiel. Pourtant, de nombreuses personnes sont aux prises avec des fluctuations énergétiques et ont souvent recours à la caféine ou à des collations collantes pour se ressourcer rapidement. Dans ce chapitre, nous explorerons la relation entre vos choix salutaires et vos situations énergétiques, et comment vous pouvez manger pour une vitalité soutenue.

L'équation énergétique :

Avant d'examiner des aliments spécifiques et des schémas salutaires, il est important de comprendre les principes introductifs régissant nos situations énergétiques. L'énergie provient des aliments que nous consommons, qui apportent à notre corps les nutriments essentiels, principalement les glucides, les graisses et les protéines. Ces nutriments sont décomposés pendant la digestion et convertis en énergie grâce à des processus métaboliques colorés.

La clé pour maintenir des situations énergétiques optimales est d'atteindre un équilibre entre l'apport et les dépenses énergétiques. Cependant, l'excédent est stocké sous forme de graisse, si vous consommez plus de calories (énergie) que votre corps n'en a besoin. Encore une fois, si vous consommez constamment moins de calories que ce dont votre corps a besoin, vous risquez d'être témoin d'un manque d'énergie et, avec le temps, d'une perte de poids. Trouver cet équilibre est essentiel au bien-être général.

La qualité plutôt que la quantité:

Toutes les calories ne sont pas égales lorsqu'il s'agit de maintenir l'énergie. S'il est tentant de se concentrer uniquement sur le nombre de calories, la qualité des calories que vous consommez est inversement importante. Les aliments largement réutilisés, collants et améliorés peuvent donner un gain d'énergie rapide, mais sont fréquemment suivis d'un crash, vous laissant fatigué et paresseux. concluez plutôt à des aliments riches en nutriments qui offrent une énergie soutenue tout au long de la journée.

Glucides complexes :

Les glucides sont la principale source d'énergie de votre corps. Les glucides complexes, présents dans les aliments comme les grains entiers, les fruits et les légumes, sont digérés lentement, fournissant une libération constante d'énergie. Ces aliments sont également riches en fibres, ce qui aide à stabiliser la glycémie, évitant ainsi les harpons énergétiques et les accidents.

Graisses saines :

Les graisses sont un autre élément essentiel d'une alimentation équilibrée. Les graisses saines, comme celles contenues dans les avocats, les noix et la peinture à l'huile d'olive, fournissent une source d'énergie concentrée et favorisent l'absorption des vitamines responsables des graisses. L'inclusion de ces graisses dans vos réflexions peut aider à maintenir les situations énergétiques et à vous sentir désaltéré.

Puissance des protéines :

Les protéines jouent un rôle essentiel dans la réparation et la construction des apkines, mais elles peuvent également contribuer à vos situations énergétiques. L'inclusion de sources de protéines supplémentaires, comme la chair, le poisson, la sève et le tofu, dans votre alimentation peut aider à stabiliser la glycémie et à favoriser une énergie durable.

Calendrier et fréquence des repas :

Au-delà des types d'aliments que vous consommez, le moment et la fréquence de vos réflexions peuvent avoir un impact significatif sur votre situation énergétique. Sauter des repas ou rester trop longtemps sans manger peut entraîner une baisse de la glycémie, provoquant fatigue et perversité. Visez plutôt des réflexions et des collations régulières et équilibrées tout au long de la journée.

Petit-déjeuner : Le départ énergisant :

Ce n'est pas pour rien que le petit-déjeuner est souvent considéré comme le désordre le plus important de la journée. Après une nuit de sommeil, votre corps a besoin d'énergie pour relancer votre métabolisme et vous fournir de l'énergie pour la journée à venir. Un petit-déjeuner équilibré comprenant des glucides, des protéines et des graisses saines peut donner un ton positif à votre situation énergétique.

Grignoter intelligemment :

Des collations saines peuvent aider à maintenir des situations énergétiques entre les réflexions. concluez par des collations combinant glucides et protéines, comme le yaourt aux baies ou les craquelins de grains entiers avec du houmous. Ces choix donnent une source d'énergie soutenue et aident à l'intempérance lors des réflexions principales.

Manger en pleine conscience :

Dans notre monde en évolution rapide, il est facile de se précipiter dans les réflexions ou de manger sans réfléchir. néanmoins, prendre le temps de savourer vos aliments et de prêter attention aux signaux de faim et de satiété peut améliorer la digestion et l'utilisation de l'énergie. Manger en pleine conscience vous permet de profiter davantage de vos réflexions et d'éviter la gourmandise, qui peut conduire à la promptitude.

L'hydratation compte :

La déshumidification peut fatiguer votre énergie et vous fatiguer. Assurez-vous de boire une quantité d'eau acceptable tout au long de la journée pour rester arrosé. Les tisanes, l'eau investie et l'eau de coco sont également d'excellentes options pour vous rafraîchir.

Le rôle des suppléments :

Même si une alimentation équilibrée doit parfaitement apporter tous les nutriments dont vous avez besoin, certaines personnes peuvent bénéficier de suppléments salutaires pour soutenir leur situation énergétique. Consultez un professionnel de la santé avant de prendre des suppléments, car il peut évaluer vos besoins spécifiques et recommander les options applicables.

Conclusion:

Manger pour avoir de l'énergie ne consiste pas seulement à remplir votre estomac ; il s'agit de faire des choix éclairés qui nourrissent votre corps et lui confèrent une vitalité durable. En vous concentrant sur des aliments riches en nutriments, un timing équilibré et des pratiques alimentaires conscientes, vous pouvez maintenir des situations énergétiques stables tout au long de la journée. Rappelez-vous que de petits changements durables dans votre alimentation peuvent conduire à des progrès significatifs dans votre bien-être général. Dans le prochain chapitre, nous explorerons le lien entre la nutrition et la clarté interne, en montrant comment vos choix alimentaires peuvent avoir un impact sur votre fonction cognitive.

8 :
Le rôle des glucides dans le bien-être émotionnel

Les glucides sont un élément débutant de notre alimentation et jouent un rôle essentiel dans le maintien de notre bien-être général, y compris de notre santé émotionnelle. Alors que les glucides ont souvent été associés à l'énergie physique et à la nutrition, leur impact sur notre humeur et nos sentiments est inversement significatif. Cette composition explore la relation multiforme entre les glucides et le bien-être émotionnel, mettant en lumière l'impact des aliments que nous consommons sur notre humeur, nos situations de stress et notre état émotionnel général.

Comprendre les glucides :

Les glucides sont l'un des trois principaux macronutriments, avec les protéines et les graisses. Ils sont principalement présents dans des aliments tels que les céréales, les légumineuses, les fruits, les légumes et les produits laitiers. Les glucides sont classés en deux ordres principaux : les glucides simples (sucres) et les glucides complexes (haricots et filaments). Les deux types de glucides sont essentiels à notre corps, mais ils ont un impact différent sur nos sensations.

Le lien entre les glucides et la sérotonine :

La sérotonine est un neurotransmetteur qui joue un rôle essentiel dans la régulation de l'humeur, de l'anxiété et de la dépression. Les glucides, en particulier ceux ayant un indice glycémique élevé, peuvent avoir un impact sur la production de sérotonine dans le cerveau. Lorsque nous consommons des glucides, ils déclenchent une augmentation de l'insuline, ce qui permet au tryptophane, un acide aminé nécessaire à la fusion de la sérotonine, de pénétrer plus facilement dans le cerveau. Ceci, à son tour, peut conduire à une meilleure humeur et à un sentiment général de bien-être.

Glucides et gestion du stress :

Les glucides peuvent également aider à gérer le stress. Lorsque nous sommes stressés, notre corps libère du cortisol, une hormone du stress, ce qui peut entraîner une augmentation du stress. pour les aliments riches en glucides. Ce miracle est souvent appelé « alimentation due au stress ». La consommation de glucides pendant les périodes de stress peut procurer une sensation temporaire de confort et de soulagement, car ils peuvent aider à réduire les niveaux de cortisol et favoriser la libération de neurotransmetteurs de bien-être.

Équilibrer les glucides pour le bien-être émotionnel :

Même si les glucides peuvent avoir un impact considérable sur le bien-être émotionnel, il est essentiel de maintenir une alimentation équilibrée. La surconsommation de glucides simples, comme les collations collantes et les boissons potables, peut entraîner des harpons et des chutes de sucre dans le

sang, aggravant potentiellement les sautes d'humeur et l'insécurité émotionnelle. La clé est d'incorporer des glucides complexes, comme les céréales complètes et les légumes, dans votre alimentation pour donner un
source d'énergie stable sans les effets néfastes d'une consommation excessive de sucre.

Variations individuelles et sensibilité aux glucides :

Il est essentiel de noter que les individus peuvent réagir différemment aux glucides. Certaines personnes peuvent être plus sensibles aux fluctuations de la glycémie, tandis que d'autres peuvent avoir des préférences et une tolérance salutaires variables. Des facteurs tels que la génétique, le métabolisme et la santé globale peuvent avoir un impact sur la façon dont les glucides affectent le bien-être émotionnel dans une position individuelle.

Conclusion:

En conclusion, les glucides jouent un rôle important dans le bien-être émotionnel. Ils peuvent avoir un impact sur l'humeur, les situations de stress et la santé émotionnelle globale grâce à leur impact sur les neurotransmetteurs comme la sérotonine et leur rôle dans le fonctionnement du stress. néanmoins, il est essentiel de consommer les glucides de manière équilibrée et consciente pour récolter leurs bienfaits émotionnels sans pour autant passer par des effets secondaires négatifs. de plus, les variations individuelles doivent être prises en compte lors de l'évaluation de l'impact des glucides sur le bien-être émotionnel. En maintenant une alimentation équilibrée et en faisant des choix alimentaires éclairés, on peut exploiter l'éventualité positive des glucides pour soutenir sa santé émotionnelle.

9 :
Confort culinaire : comment la nourriture suscite des émotions

La nourriture est bien plus qu'un simple moyen de subsistance ; c'est une force importante qui peut évoquer un large éventail de sentiments. De l'étreinte réconfortante d'un colisée funk par une journée de tempête à la joyeuse fête d'une côtelette de chocolat décadente lors d'une fête d'anniversaire, la nourriture a la capacité unique de toucher nos cœurs et nos âmes. Dans ce chapitre, nous explorerons la relation complexe entre la nourriture et les sentiments, en explorant la manière dont les gestes culinaires peuvent façonner nos humeurs et nos souvenirs.

Le langage de la nourriture :

La nourriture est un langage universel qui transcende les frontières et les sociétés. Il nous parle d'une manière que les mots ne peuvent pas. Imaginez l'arôme d'un mandrin récemment enflammé dérivant dans les airs, ou le bruissement des oignons dans un visage brûlant. Ces gestes sensibles suscitent une cascade de sentiments et de souvenirs qui nous transportent dans des temps et des lieux différents.

L'une des raisons pour lesquelles la nourriture est si efficace pour inspirer des sentiments est sa capacité à puiser dans nos instincts primitifs. Le goût, l'odeur et l'apparence des aliments peuvent déclencher une marée de neurotransmetteurs et d'hormones dans notre intelligence, conduisant à un large éventail de réponses émotionnelles. Par exemple, la vue d'un plat joliment servi dans un restaurant gastronomique peut susciter des passions d'admiration et d'attente, tandis que le goût d'un plat réconfortant nonage préféré peut apporter un sentiment de nostalgie et de chaleur.

Nourriture réconfortante : un câlin pour l'âme :

Lorsque nous pensons à la nourriture et aux sentiments, une conception qui nous vient incontinent à l'esprit est celle de la « nourriture réconfortante ». Ce sont les plats vers lesquels nous nous tournons en période de stress ou de tristesse, en quête de réconfort et d'aliment émotionnel. Les aliments réconfortants sont profondément ancrés dans nos histoires particulières et rappellent souvent les saveurs de notre nonage. Qu'il s'agisse d'un colisée de détritus et d'ordures, d'une assiette de purée de pommes de terre ou d'une part de tarte aux pommes, ces plats ont le pouvoir d'apaiser nos esprits inquiets et de nous remonter le moral.

Mais pourquoi trouvons-nous du réconfort dans des situations spécifiques nourriture? La réponse réside dans le lien entre goût et émotion. Des recherches ont montré que certaines saveurs et textures peuvent déclencher la libération d'endorphines, les substances chimiques de « bien-être » du cerveau. Pour de nombreuses personnes, les aliments réconfortants sont associés à des souvenirs et à des gestes positifs, ce qui en fait un choix naturel lorsqu'on recherche un soutien émotionnel.

Liens culturels :

La nourriture n'est pas seulement une source de réconfort particulier mais aussi le reflet de l'identité culturelle et du patrimoine. Différentes sociétés ont leurs propres traditions culinaires, chacune avec son propre ensemble d'associations émotionnelles. Par exemple, les plats racés et sucrés de la cuisine indienne sont souvent associés à la fête et à la joie, tandis que la simplicité des sushis japonais peut susciter des passions de sérénité et de conscience.

La nourriture joue également un rôle central dans les rituels et observances artistiques. Dans de nombreuses sociétés, le fait de participer à un désordre avec des ossements aimés est un symbole de proximité et d'unité. Qu'il s'agisse d'une fête de Thanksgiving aux États-Unis ou d'une forme de thé traditionnelle au Japon, ces rituels culinaires servent à renforcer les liens sociaux et à favoriser le sentiment d'appartenance.

Le pouvoir de la nostalgie :

La nostalgie est un détecteur d'émotions important, et la nourriture a la capacité étrange de nous transporter dans le temps. Une seule bouchée d'une friandise nonage chérie peut susciter une marée de souvenirs et de sentiments, nous reconnectant à notre histoire. Ce miracle ne se limite pas à des plats spécifiques ; cela peut également être lié aux rituels et aux traditions associés à la nourriture.

Pensez aux attentes et à l'excitation qui entourent les réflexions de vacances. L'odeur du citron à cheval à Thanksgiving ou le parfum des yeux de Noël récemment enflammés peuvent incontinent nous transporter vers la chaleur et le confort des réunions de famille. Ces traditions produisent un sentiment de durabilité et de lien avec notre histoire, nous plaçant dans un monde en constante évolution.

Le côté obscur : l'alimentation émotionnelle :

Si la nourriture a le pouvoir d'apporter réconfort et joie, elle peut aussi être une source de torture émotionnelle. L'alimentation émotionnelle, un miracle où les individus utilisent la nourriture pour gérer des sentiments négatifs tels que le stress, l'anxiété ou la tristesse, est un problème complexe qui touche de nombreuses personnes. Au lieu de s'attaquer aux causes profondes de leurs sentiments, les individualités peuvent se tourner vers la nourriture comme moyen d'évasion temporaire.

Comprendre la relation entre la nourriture et les sentiments est essentiel pour aborder l'alimentation émotionnelle. Il est essentiel de faire la fête lorsque la nourriture est utilisée comme soutien et de rechercher des moyens plus sains de gérer les sentiments négatifs. Cela peut impliquer de développer des méthodes de sensibilisation, de rechercher le soutien d'un thérapeute ou de trouver des moyens indispensables pour gérer le stress et l'anxiété.

Conclusion

En conclusion, la nourriture est un important générateur de sentiments. De la compréhension réconfortante des aliments réconfortants à la joie des festivals artistiques, en passant par le doux-amer de la nostalgie, la nourriture a un impact profond sur nos vies émotionnelles. Il est essentiel de célébrer le rôle que joue l'alimentation dans notre bien-être émotionnel et de cultiver une relation saine avec ce que nous mangeons. En comprenant le lien entre la nourriture et les sentiments, nous pouvons exploiter son pouvoir pour nourrir non seulement notre corps mais aussi notre âme. Alors, la prochaine fois que vous savourerez un succulent repas, prenez un moment pour apprécier les sentiments qu'il suscite en vous et laissez la nourriture être une source de joie et de connexion dans votre vie.

10:
Vitamines B et harmonie du système nerveux

Le système nerveux est un réseau complexe et complexe de cellules, de neurotransmetteurs et de voies responsables de la coordination des comportements volontaires et involontaires. Ceux-ci incluent le mouvement musculaire, la réponse aux stimulants environnementaux, la conformation de la mémoire et même la régulation de l'humeur. Comme tous les systèmes du corps, le système nerveux a besoin de nutriments essentiels pour fonctionner de manière optimale. Parmi ces nutriments essentiels figurent les vitamines B, un groupe de vitamines hydriques connues pour jouer un rôle important dans le maintien de l'harmonie du système nerveux.

Vitamines B : (Un aperçu)

Le terme « vitamines B » fait référence à un groupe de huit vitamines hydrosolubles qui jouent un rôle essentiel dans le métabolisme cellulaire. Ils comprennent

1. B1 (thiamine)
2. B2 (riboflavine)
3. B3 (niacine)
4. B5 (acide pantothénique)
5. B6 (pyridoxine)
6. B7 (biotine)
7. B9 (acide folique ou folate)
8. B12 (cobalamine)

Chacune de ces vitamines a ses fonctions uniques dans l'organisme, mais elles agissent souvent en communauté. Comme ils sont responsables de l'eau, le corps ne les stocke pas en grande quantité, ce qui rend un apport régulier essentiel.

Rôle dans le système nerveux :

Plusieurs vitamines B interviennent directement dans le fonctionnement du système nerveux :

Thiamine (B1): Il facilite le fonctionnement des caprices et le produit des neurotransmetteurs. Une insuffisance peut entraîner une maladie appelée béribéri, qui affecte le système nerveux supplémentaire.

Niacine (B3): Essentiel pour la forme de l'ADN et le produit des hormones liées au stress et au coït dans les glandes surrénales. Une insuffisance sévère entraîne une pellagre, qui peut engendrer des symptômes neurologiques comme la perversité et la confusion interne.

Pyridoxine(B6): Indispensable à la création de neurotransmetteurs, notamment la sérotonine, la dopamine et l'acide gamma-aminobutyrique (GABA). Une insuffisance peut entraîner de la perversité, de la dépression et du mal-être.

Folate (B9): Joue un rôle dans la fusion de l'ADN et de l'ARN, qui est essentielle à la division cellulaire rapide et à la croissance des cellules capricieuses, en particulier pendant la gestation. Son insuffisance peut entraîner des brûlures du tube neural chez le bébé.

Cobalamine (B12): Indispensable pour entretenir la gaine de myéline, qui entoure et protège les filaments capricieux. Une insuffisance peut engendrer des dommages capricieux et des conditions telles qu'une neuropathie supplémentaire.

L'harmonie du système nerveux :

Lorsque nous parlons de « l'harmonie » du système nerveux, nous parlons de la capacité du système à fonctionner de manière équilibrée et efficace. Cette harmonie est essentielle pour

1. _Fonctions cognitives :_

Mémoire, outil de décision, alphabétisation et attention.

2. _Régulation émotionnelle :_

Gestion du stress, stabilisation de l'humeur et réduction de l'anxiété.

3. <u>Coordination sensorimotrice</u> :

Collaboration musculaire, traitement des entrées sensibles et conduite réflexe.

Un apport équilibré en vitamines B assure l'harmonie du système nerveux en favorisant la confusion des neurotransmetteurs, en maintenant la santé des cellules capricieuses et en soutenant les processus métaboliques du système nerveux.

Perturbation de l'harmonie :

Une insuffisance en vitamines B peut perturber cette harmonie et entraîner toute une série de symptômes neurologiques et psychiatriques. Ceux-ci peuvent inclure des problèmes de mémoire, des maladies de l'humeur, des caprices douloureux ou même des conditions dégénératives au fil du temps. Du côté des sages, même si le corps a besoin de ces vitamines, un apport excessif peut également être dangereux. Par exemple, une B6 excessive peut engendrer des dommages capricieux, conduisant à l'impassibilité et à la faiblesse musculaire.

Assurer un apport acceptable :

Pour vous assurer de consommer suffisamment de vitamines B :

1. Diversifiez votre alimentation :

Incorporez un mélange de viande, de produits laitiers, d'œufs, de flore luxuriante, de légumineuses et de grains entiers.

2. Envisagez une supplémentation :

Surtout si vous suivez des régimes spécifiques, comme le véganisme, cela peut contenir certaines sources de vitamines B. néanmoins, consultez toujours un professionnel de la santé avant de commencer à prendre des suppléments.
3. * Limiter la consommation d'alcool *
L'alcool peut interférer avec l'immersion et le métabolisme des vitamines B.

Conclusion:

La relation entre les vitamines B et l'harmonie du système nerveux est complexe. apporter un apport acceptable et équilibré de ces nutriments essentiels peut grandement contribuer à promouvoir la santé cognitive, émotionnelle et sensorimotrice. Le système nerveux étant au cœur de nos gestes et de nos réponses, donner la priorité à ces vitamines peut améliorer considérablement la qualité de vie.

11 :
Créativité culinaire : cuisiner pour la joie et le bien-être

Dans un monde imprégné de chaînes de restauration rapide et de restaurations instantanées, l'art de la cuisine peut parfois ressembler à une relique de l'histoire. Pourtant, la cuisine reste l'un des espaces les plus profonds où l'art rencontre la nécessité, la passion rencontre la nourriture et la créativité rencontre le bien. la cuisine, avec sa myriade de saveurs, de textures et de façons, offre une huile riche et sensible qui peut remonter le moral, nourrir le corps et stimuler l'esprit.

La nature curative de la cuisine :

Pour beaucoup, l'acte même de cuisiner constitue un exercice de réflexion. Le hachage métrique des légumes, le bruissement des oignons sur un visage et les doux airs d'épices se mélangeant dans l'air peuvent être aussi curatifs qu'une séance de respiration profonde ou de yoga. À mesure que vous engagez vos mains et immergez vos sens, l'acte devient une forme de prise de conscience. En s'attachant au présent – le goût, l'odeur, la sensation des constituants – l'os peut rapidement échapper au stress du monde extérieur.

En outre, la nature tactile des médicaments alimentaires peut stimuler le cerveau d'une manière que d'autres conditionnements ne peuvent pas stimuler. Pétrir la pâte, par exemple, ne consiste pas seulement à créer un mandrin ou une pizza ; c'est une expérience physique, qui libère la pression des muscles et qui suscite des souvenirs ou des sentiments associés à la nourriture.

Créativité et exploration :

La cuisine est aussi importante en matière d'expérimentation que de suivi des modes. La cuisine devient un laboratoire d'alchimiste, où un enthousiasme de ceci et une pincée de cela peuvent transformer les éléments d'introduction en un chef-d'œuvre culinaire. Avez-vous déjà essayé d'ajouter une touche de cannelle à votre sauce à spaghetti ou un peu de lait de coco dans votre brume ? Ces petits paris en dehors du « cadre formel » peuvent conduire à des découvertes agréables.

La créativité en cuisine ne se limite pas aux saveurs ; cela s'étend aux textures, aux couleurs et au don. Les couleurs vibrantes d'une salade d'été, la sensation satinée d'une écume ou la sous-caste de briques sur une crème brûlée – tout cela témoigne de l'expérience multisensorielle qu'offre la cuisine.

La joie du partage :

L'un des aspects les plus satisfaisants de la créativité culinaire est la joie du partage. Un désordre, aussi simple soit-il, devient un moyen d'expression, un geste d'amour, de soin et d'hospitalité. Le fait de participer à la nourriture, que ce soit avec la famille, les mousquetaires ou même les non-autochtones, favorise les liens et la communauté. Dans de nombreuses sociétés, offrir de la nourriture, c'est offrir un morceau de son cœur, faisant de la table à manger un espace sacré où se nourrissent des liens et se créent des souvenirs.

Cuisiner pour le bien-être :

Au-delà des bienfaits émotionnels et spirituels, cuisiner à partir de zéro offre un avantage palpable pour la santé physique. À une époque où les aliments réutilisés sont chargés de conservateurs, de sucres et de graisses malsaines, prendre en charge vos constituants garantit que ce qui entre dans votre corps est sain et nutritionnel. En optant pour des composants frais et en contrôlant les quantités de coton-tige, de sucre et de graisses, on peut adapter les préparations aux exigences et préférences spécifiques en matière de santé.

De plus, l'acte de cuisiner peut inséminer une appréciation plus profonde de la nourriture. Comprendre le parcours d'un plat, depuis les composants bruts jusqu'à l'assiette finale, peut favoriser une approche plus consciente de l'alimentation. Ces connaissances peuvent, à leur tour, favoriser une meilleure digestion, réduire la gourmandise et améliorer l'expérience culinaire globale.

Les défis culinaires comme ouvertures de croissance :

Chaque chef, néophyte ou expert, rencontre des défis. c'est peut-être un soufflé qui refuse de lever, une sauce qui se fend ou des saveurs qui ne se mélangent tout simplement pas. Pourtant, ces obstacles sont des ouvertures de croissance déguisées. Ils incitent à l'exploration, incitent à des essais plus poussés et, plus important encore, éduquent à l'adaptabilité. se prosterner face à des défis similaires peut donner un sentiment d'accomplissement particulièrement satisfaisant.

Nourrir l'âme et l'esprit :

la cuisine, en substance, est une expérience holistique. Il ne s'agit pas seulement de remplir l'estomac, mais aussi de nourrir l'âme et l'esprit. Lorsqu'on l'aborde avec enthousiasme et curiosité, cela peut donner lieu à un voyage de découverte de tons. les modes transmises de génération en génération peuvent servir de fondement à son héritage, tandis que goûter à des plats de différentes parties du monde peut offrir un avant-goût de nouvelles sociétés et traditions.

Conclusion:

Dans le cotillon de saveurs, d'arômes et de textures, la cuisine apparaît comme une fête de la vie elle-même. C'est un espace où la créativité ne connaît pas de limites et où la joie et le bien sont réunis dans une création agréable. Que vous soyez un chef amateur en quête d'évasion ou un cuisinier aguerri à la recherche de nouveaux défis, la cuisine vous attend à bras ouverts, prêt à vous lancer dans une aventure culinaire qui transcende l'assiette.

12 :
Neurotransmetteurs nourrissants : alimentation et bonheur

On dit souvent que « vous êtes ce que vous mangez », et les récentes découvertes scientifiques donnent plus que jamais de la crédibilité à ce mot. Le lien entre la nourriture et l'humeur n'est pas simplement anecdotique ; c'est biochimiquement lié. Au cœur de cette relation se trouvent les neurotransmetteurs, les messagers chimiques de notre intelligence qui régulent les sentiments, l'humeur, l'appétit et d'autres fonctions colorées. Voyons comment des aliments spécifiques affectent la situation de certains neurotransmetteurs et, par conséquent, notre sentiment de bonheur.

1. _Sérotonine, le régulateur de l'humeur :_

Aliments pour booster la sérotonine : Dinde, œufs, détritus, tofu, saumon, noix, graines et bananes.

La sérotonine, souvent désignée comme le neurotransmetteur du « bien-être », joue un rôle essentiel dans le maintien de l'équilibre de l'humeur. Une carence peut conduire à la dépression. Le tryptophane, un acide aminé présent dans de nombreux aliments riches en protéines, est un précurseur de la sérotonine. La consommation de ces aliments peut Augmente les niveaux de sérotonine dans le cerveau, favorisant un sentiment de calme, de bonheur et de bien-être.

2. _Dopamine Le messager du prix et du plaisir :_

Aliments pour stimuler la dopamine :Épargnez la chair, le poisson, les œufs, les produits laitiers, la sève et les noix.

La dopamine est associée au plaisir, au prix et à la provocation. C'est la précipitation que vous ressentez après avoir accompli quelque chose ou la joie d'un désordre agréable. La tyrosine, un acide aminé présent dans de nombreuses protéines, est un élément structurel de la dopamine. Suivre un régime riche en tyrosine peut potentiellement remonter le moral et éviter les situations de provocation.

3. _GABA (acide gamma-aminobutyrique) l'agent calmant :_

Aliments pour booster le GABA :Céréales entières, sève, lentilles, amandes, baies et épinards.

Le GABA sert de neurotransmetteur inhibiteur, ce qui signifie qu'il calme les efforts capricieux. Il agit comme un analgésique naturel du cerveau, provoquant des passions de relaxation et atténuant l'anxiété. Les aliments riches en magnésium et en vitamine B6 peuvent favoriser la production de GABA, réduisant ainsi potentiellement les sensations de stress et d'anxiété.

4. *Endorphines, les anodynes naturels du corps :*

Aliments pour stimuler les endorphines : Aliments épicés, chocolat noir et fraises.

Les endorphines sont libérées en réponse à la douleur ou au stress et aident à apaiser les passions d'inconfort. Ils produisent une sensation d'extase, analogue à celle produite par les opioïdes. les aliments racés, dus à la capsaïcine en émulsion, peuvent déclencher la libération d'endorphines. De plus, le chocolat noir contient de la phényléthylamine, qui peut augmenter les niveaux d'endorphine.

5. *Acétylcholine Le booster d'apprentissage et de mémoire :*

Aliments pour booster l'acétylcholine : Oeufs, foie, produits laitiers, arachides et soja.

L'acétylcholine joue un rôle essentiel dans les fonctions cognitives comme la mémoire et l'alphabétisation. La choline, présente dans de nombreux aliments, est un précurseur de l'acétylcholine. une contribution acceptable peut potentiellement améliorer les processus cognitifs et la clarté de l'étude.

Alimentation équilibrée, esprit équilibré :

Même s'il est tentant de se concentrer sur des aliments spécifiques pour stimuler certains neurotransmetteurs, il est essentiel de rappeler l'importance d'une alimentation équilibrée. La consommation d'une gamme différente de nutriments garantit une santé cérébrale optimale. Une dépendance excessive à un seul groupe alimentaire peut engendrer des déséquilibres, qui peuvent annuler les avantages.

Conclusion:

Le lien complexe entre la nourriture et le bonheur souligne l'importance des choix salutaires. les neurotransmetteurs nutritionnels, grâce à une sélection consciente d'aliments, peuvent ouvrir la voie à une meilleure humeur, à une réduction du risque de dépression et à un bien-être interne global. Alors que la sagesse continue de découvrir les innombrables façons dont la nourriture affecte nos sentiments, une chose est sûre, ce que nous consommons joue un rôle essentiel dans la détermination de ce que nous ressentons. Ainsi, la prochaine fois que vous chercherez une collation, rappelez-vous que vous ne nourrissez pas seulement votre corps, vous nourrissez également votre esprit.

13 :
Le régime méditerranéen : une recette pour vivre joyeusement

La mer Méditerranée, avec ses eaux azur, a été témoin de l'essor et de la chute de conglomérats, de la naissance de sociétés et du développement d'une alimentation qui non seulement nourrit le corps mais élève également l'esprit. Le régime méditerranéen, qui met l'accent sur les fruits et légumes frais, les céréales complètes et les graisses saines, témoigne de siècles de traditions culinaires combinées à une profonde compréhension des bienfaits naturels de ses constituants. Il ne s'agit pas seulement de nourriture ; c'est un mode de vie qui promet la vie, la santé et le goût de vivre.

1. *<u>Origines et évolution :</u>*

Le régime méditerranéen tire ses racines des modèles salutaires des pays riverains de la mer Méditerranée, notamment l'Espagne, l'Italie, la Grèce et le sud de la France. La richesse naturelle de la région, combinée aux diverses influences artistiques, a conduit à une alimentation riche en saveurs, textures et nutriments. Les oliviers fleurissent, les gares s'étendent sur les collines et l'océan offre sa générosité, tout cela contribuant à un menu à la fois succulent et sain.

2. *<u>Composants de base :</u>*

La force du régime méditerranéen réside dans sa simplicité. Il souligne

-Fruits et légumes: La base de chaque désordre, offrant une multitude de couleurs, de saveurs et de nutriments essentiels.

-Céréales entières : Le pain, les pâtes et les céréales anciennes comme le farro et le boulgour donnent de l'énergie et des fibres salutaires.

- Graisses saines : La peinture à l'huile d'olive, utilisée librement en cuisine et en bruine, fournit des graisses monoinsaturées salutaires pour la santé cardiaque. Les noix et les graines contiennent également des acides adipeux essentiels et des protéines.

- Protéines maigres: Le poisson et les fruits de mer frais, consommés régulièrement, forcent les acides adipeux oméga-3, tandis que la chair, les œufs et les produits laitiers
(surtout les yaourts et les détritus) fournissent des sources de protéines fraîches.

- Les légumineuses : Les pois chiches, les lentilles et la sève offrent des protéines, des fibres et une multitude de vitamines et de minéraux.

- Herbes et épices: Plutôt que de tamponner, la cuisine méditerranéenne utilise des sauces comme le basilic, le romarin et l'origan, ainsi que des épices comme le safran et le paprika, pour assaisonner les plats.

**- Consommation modérée de vin
:**Traditionnellement, les réflexions sont accompagnées d'un petit verre de vin rouge, associé à des bienfaits cardiovasculaires.

3. *Au-delà de la nutrition, un mode de vie :*

Ce qui rend le régime méditerranéen si unique, c'est qu'il va au-delà du simple contenu de l'assiette. Il s'agit de

- Manger joyeusement : Les réfections sont un moment de fête, fréquemment participé avec la famille et les mousquetaires, savourant chaque bouchée et savourant la compagnie.

- Activité physique: Qu'il s'agisse de se promener dans les oliveraies, de danser lors d'un jubilé original ou de travailler dans les champs, le mouvement est intégré à la vie quotidienne.

- Pleine conscience: Du choix des ingrédients les plus frais à la demande à l'acte de cuisiner et de manger, il existe un sentiment de présence et d'appréciation.

4. <u>*Avantages pour la santé :*</u>

L'impact positif du régime méditerranéen sur la santé est largement salué

- **Santé cardiaque :**De nombreuses études ont montré qu'il peut réduire le risque de maladies cardiovasculaires en améliorant les taux de cholestérol, la tension artérielle et l'inflammation.

- **Santé cérébrale :**La combinaison d'antioxydants, de graisses saines et de vitamines peut protéger contre le déclin cognitif et la folie.

- **Gestion du poids:**L'accent mis sur les aliments entiers et bruts et sur une alimentation consciente peut contribuer au maintien d'un poids santé.

- **Longévité :**Certaines des populations les plus anciennes du monde sont originaires de la région méditerranéenne et leur régime alimentaire y contribue de manière significative.

5. *Adopter le mode de vie méditerranéen :*

Adopter le mode de vie méditerranéen implique bien plus que de simples changements salutaires

- **Cuisiner à la maison :**Participez à la joie de préparer des réflexions, d'explorer de nouvelles modes et de profiter des fruits de votre travail.

- **Communauté:**Partagez des réflexions avec des os aimés, en établissant des liens et en entretenant des liens.

- **Rester actif:**Trouvez les conditionnements que vous aimez, que ce soit la danse, la marche ou le jardinage, et intégrez-les à votre routine.

- **Savourez l'instant :**Ralentissez, appréciez la beauté qui vous entoure et soyez présent à chaque instant.

6. *Un avant-goût de la Méditerranée :*

Pour bien comprendre l'attrait du régime méditerranéen, il faut s'adonner à ses plats.

- **Salade grecque:**Un mélange stimulant de tomates, de concombres, d'olives, de feta et de sauces, parsemé de peinture à l'huile d'olive.

- **Paëlla:**Un plat de riz espagnol regorgeant de saveurs de safran, de légumes et d'un mélange de fruits de mer.

- **Ratatouille:**Un ragoût français à base d'aubergines, de courgettes, de poivrons et de tomates, nappé de peinture à l'huile d'olive et de sauces.

- **Hoummous:**Un mélange délicat de pois chiches, de tahini, de bombe et d'ail, parfait pour tremper ou tartiner.

Conclusion:

Le régime méditerranéen est une symphonie de saveurs, de textures et d'arômes qui nourrissent le corps et l'esprit. C'est une fête des plaisirs simples de la vie, des aliments frais, de la bonne compagnie et de la joie de vivre en harmonie avec la nature. Alors que nous naviguons dans les complications de la vie ultramoderne, la voie méditerranéenne offre non seulement une alimentation saine, mais aussi une vie remplie de joie, de but et de bien-être.

14:
Antioxydants et résilience mentale

Dans le domaine actuel de la santé et de la santé, les antioxydants ont été largement utilisés en raison de leur capacité à neutraliser des particules dangereuses appelées révolutionnaires libres, qui peuvent engendrer des dommages cellulaires. Bien que leur contribution à la santé physique soit bien reconnue, un ensemble d'explorations impératif explore le lien fascinant entre les antioxydants et l'adaptabilité interne. Ce contenu vise à interpréter ce lien, en détaillant comment ces composites importants peuvent renforcer l'esprit mortel contre le stress cérébral et le déclin cognitif.

1. _Comprendre les antioxydants :_

Les antioxydants sont des particules qui inhibent l'oxydation d'autres particules, excluant ainsi le produit de révolutionnaires libres. Ces révolutionnaires libres peuvent déclencher une réaction en chaîne qui endommage les cellules. Le corps produit naturellement certains antioxydants et les absorbe également à partir des aliments, notamment des fruits, des légumes, des noix et de certains types de viande.

2. *Le cerveau, un organe vulnérable :*

Le cerveau est particulièrement sensible au stress oxydatif en raison de sa forte consommation d'oxygène, de sa teneur abondante en lipides et de ses défenses antioxydantes assez faibles. Au fil du temps, le stress oxydatif peut compromettre la fonction et l'intégrité neuronales et même conduire à la mort cellulaire. Cette vulnérabilité a fait du cerveau une priorité dans l'étude des propriétés défensives des antioxydants.

3. *Le lien entre le stress oxydatif et la santé mentale :*

Le stress oxydatif habituel est de moins en moins lié à des problèmes de santé internes colorés, notamment la dépression, l'anxiété et certaines maladies neurodégénératives. Le lien commun ? Inflammation. L'inflammation habituelle dans le cerveau, provoquée en partie par le stress oxydatif, peut perturber les voies des neurotransmetteurs, vicier la fonction synaptique et même endommager les structures neuronales.

4. *Antioxydants comme agents neuroprotecteurs :*

Il existe de plus en plus de preuves selon lesquelles les antioxydants, en raison de leur capacité à réduire le stress oxydatif, peuvent être neuroprotecteurs. Pour le cas

- **Vitamine E :**Souvent présente dans les noix, les graines et les épinards, la vitamine E s'est révélée efficace pour prévenir le déclin cognitif, en particulier chez les adultes âgés.

- **Vitamine C:**Généralement provenant d'agrumes, de poivrons et de fraises, il a été observé que la vitamine C améliore l'humeur et compense les troubles cérébraux liés au stress.

- **Polyphénols :**Ces composés, abondants dans des aliments comme les baies, le thé et le chocolat noir, se sont révélés implicites dans l'amélioration des fonctions cognitives et de l'humeur.

5. _Résilience mentale : au-delà de la cognition :_

L'adaptabilité mentale fait référence à la capacité de rester psychologiquement robuste face à l'adversité. Il ne s'agit pas simplement d'une absence de problèmes de santé internes, mais d'une capacité visionnaire à rebondir face aux défis. Le stress oxydatif peut rendre plus difficile la gestion des facteurs de stress par les individus, réduisant ainsi leur capacité d'adaptation.

Mais comment les antioxydants entrent-ils en jeu ?

6. _Tamponner les effets du stress psychologique :_

Le stress augmente le produit des révolutionnaires libres. Les antioxydants peuvent aider à protéger le cerveau contre les effets négatifs de ces révolutionnaires convaincus du stress, réduisant ainsi potentiellement l'impact du stress cérébral.

Une étude sur des créatures exposées à un stress social habituel a montré que celles qui suivaient un régime riche en antioxydants présentaient moins de signes d'anxiété et de dépression. Bien que des recherches plus approfondies soient nécessaires chez l'homme, ces résultats fournissent une justification convaincante du rôle implicite des antioxydants dans l'amélioration de l'adaptabilité interne.

7. *<u>Antioxydants et vieillissement :</u>*

Le vieillissement s'accompagne souvent d'une baisse naturelle de l'adaptabilité interne. Le déclin cognitif lié à l'âge n'est pas entièrement attribué à l'augmentation du stress oxydatif. Un apport régulier d'antioxydants par le biais d'un régime alimentaire ou d'une supplémentation pourrait aider à compenser ces bienfaits, favorisant ainsi une plus longue durée de clarté interne et d'adaptabilité.

8. *<u>L'approche équilibrée :</u>*

Il est essentiel de noter que si les antioxydants sont salutaires, l'équilibre est essentiel. Des bolus extrêmement élevés, notamment via des suppléments, peuvent parfois avoir des effets inefficaces. par conséquent, une alimentation équilibrée, riche en différents antioxydants provenant de sources naturelles, constitue l'approche idéale.

Conclusion:

L'interaction entre les antioxydants et l'adaptabilité interne constitue une frontière stimulante en neurosciences et en psychologie. Alors que nous sommes encore en train de découvrir les complications de cette relation, les implications potentielles pour les stratégies préventives de santé interne sont immenses. L'incorporation d'aliments riches en antioxydants dans l'alimentation des os pourrait non seulement être une voie vers une bonne santé physique, mais également une base pour les fibres internes. À mesure que l'exploration avance, nous pouvons nous attendre à des recommandations encore plus affinées sur la manière d'exploiter ces puissants composites au service d'un esprit flexible.

15 : Une approche holistique : nourriture, esprit et bonheur durable

Le bonheur, dont la poursuite a été une chasse sans date, est souvent interprété à tort comme le résultat de certaines réalisations ou de la possession de moyens palpables. Pourtant, le bonheur véritable et continu n'est pas uniquement le produit de réalisations, mais une interaction entre notre esprit, notre corps et les choix que nous faisons. Parmi ces choix, la nourriture que nous consommons et les études que nous entretenons ont un impact profond sur notre bien-être général.

Le pouvoir de la nourriture :

Notre corps s'apparente à une machine sophistiquée, dont chaque partie requiert des énergies spécifiques pour fonctionner à son apogée. Ces « énergies » se présentent sous la forme de nutrition que nous recevons de notre alimentation. Les choix alimentaires que nous faisons à ce moment-là ont non seulement un impact sur notre santé physique, mais jouent également un rôle essentiel dans la détermination de notre bien-être interne.

Par exemple, il a été démontré qu'un régime riche en acides adipeux oméga-3, contenus dans des poissons comme le saumon, réduit les symptômes de la dépression. Le tryptophane, un acide aminé présent dans le citron, les noix et les graines, augmente les niveaux de sérotonine, qui est un stabilisateur de l'humeur. Les aliments riches en probiotiques, comme le yaourt, améliorent la santé intestinale, ce qui est directement lié au bien-être interne.

D'un autre côté, une consommation excessive d'aliments et de sucres réutilisés peut entraîner des sautes d'humeur et une sensation générale de langueur. Il ne s'agit pas seulement des « calories », mais aussi des « informations » que ces aliments contiennent. Chaque bouchée communique avec notre ADN, ayant un impact sur notre menace de conditions et, par conséquent, sur notre état interne.

Alimentation mentale :

Tout comme notre corps a besoin de nourriture nutritive, notre esprit a soif de stimulation positive. Le mot « tu es ce que tu manges » peut être à juste titre modifié en « vous êtes ce que vous supposez ». Le stress habituel, les schémas de pensée négatifs et l'exposition à un environnement ou à des relations toxiques peuvent être aussi nuisibles à notre bonheur qu'une mauvaise alimentation.

La contemplation, les pratiques de conscience et les curatives cognitivo-comportementales sont des outils qui nous donnent le pouvoir de remodeler nos études. Tout comme nous détoxifions notre corps, une désintoxication occasionnelle de l'esprit est essentielle. Cela implique de se libérer du monde numérique, de répéter la gratitude et d'entretenir les connexions qui nous élèvent.

Un autre aspect essentiel de l'alimentation interne est l'alphabétisation et la croissance continues. Un esprit stagné suscite le mécontentement. La joie d'apprendre de nouvelles choses, de relever un défi ou simplement de s'engager dans un cheval de bataille, nourrit notre besoin naturel de progrès et maintient nos facultés internes affûtées.

Intégrer la nourriture et l'esprit pour un bonheur durable :

Une approche holistique du bonheur implique de célébrer le cotillon complexe entre notre esprit et notre nourriture. plutôt que de les traiter comme deux réalités distinctes, nous devons comprendre leur interdépendance.

1. *Manger en pleine conscience :*
Au lieu de vous gaver de réflexions devant la télévision, adoptez une alimentation

consciente. Appréciez les couleurs, les textures et les saveurs. Comprenez d'où vient votre nourriture et le trajet qu'il faut pour atteindre votre assiette. Cela améliore non seulement la joie de manger, mais facilite également la digestion et aide à faire des choix alimentaires plus sains.

2. _Matière à réflexion :_ Il est essentiel de nourrir notre intelligence avec les bons nutriments pour garantir la clarté des études, la concentration et l'équilibre émotionnel. Les nutriments comme les acides adipeux oméga-3, les antioxydants contenus dans les baies et les minéraux comme le zinc et le magnésium jouent un rôle essentiel dans les fonctions cognitives.

3. _Conditionnement stimulant le cerveau :_ S'engager dans des conditionnements qui mettent notre cerveau au défi, comme les mystifications, la lecture ou l'apprentissage d'une nouvelle compétence, garantit la production de nouveaux neurones. Associez cela à une alimentation équilibrée et vous obtenez un cerveau sain et heureux.

4. _Exercice_ : L'effort physique est le lien entre l'esprit et la nourriture. L'exercice libère des endorphines, qui sont des élévateurs naturels de l'humeur. Un simple acte comme marcher peut stimuler la créativité, réduire l'anxiété et améliorer la mémoire. Lorsqu'ils sont accompagnés d'une bonne nutrition, leurs bienfaits se multiplient.

5. _Recherchez l'équilibre_ : C'est bien de se faire plaisir parfois, tant en termes de nourriture que d'études. L'essentiel est de se réjouir lorsqu'on bascule vers un extrême et de se retirer. L'équilibre est la clé.

La voie à suivre :

Une approche holistique du bonheur n'est pas une destination mais un voyage. Cela implique de faire des choix conscients chaque jour. Félicitez que la nourriture et les études soient des formes d'énergie. La qualité et la nature de cette énergie détermineront notre santé physique, notre bien-être interne et, par extension, notre bonheur.

Chaque repas est une occasion de nourrir notre corps, et chaque étude, une occasion de nourrir notre esprit. Lorsque nous commençons à voir notre vie sous cet angle, le bonheur n'est pas une marchandise que nous recherchons ; cela devient un sous-produit de nos choix diurnes.

Bien que des facteurs externes jouent un rôle dans notre bien-être, le pouvoir d'atteindre un bonheur durable est un mensonge en nous. Cela dépend des choix que nous faisons, de la nourriture que nous mangeons et des études que nous entretenons. Adoptez cette approche holistique et embarquez pour un voyage épanouissant vers une vie plus heureuse et plus saine.